Dr F. MAC-GUFFIE

la Faculté de Médecine
de Paris

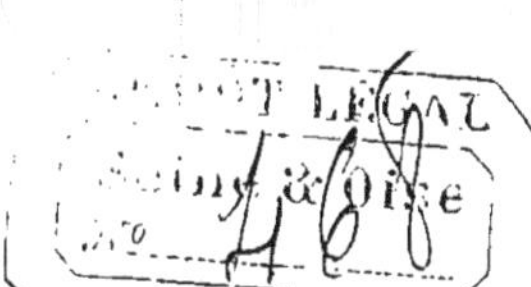
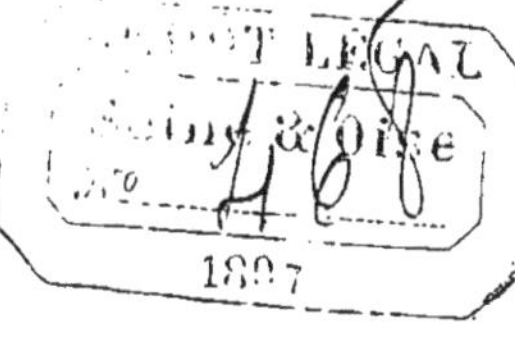

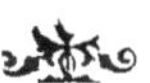

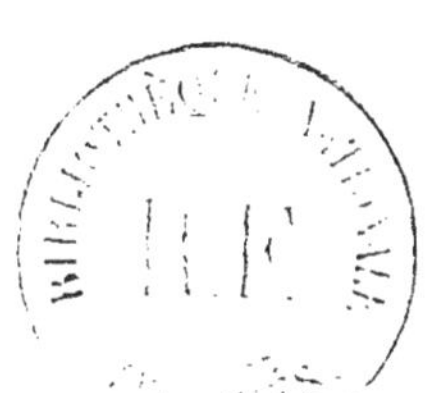

TUBERCULOSE TESTICULAIRE

ET SON TRAITEMENT

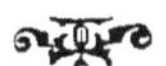

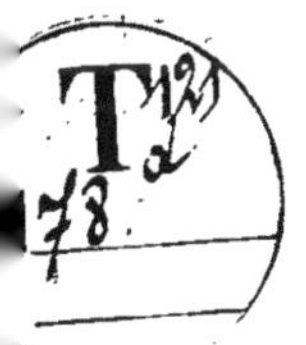

PARIS

Paul DELMAR

29, rue des Boulangers

—

1897

F. MAC-GUFFIE

Faculté de Médecine
de Paris

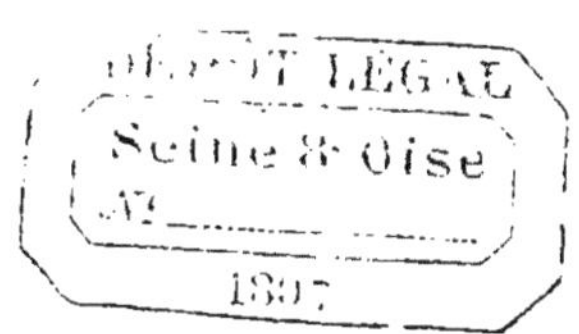

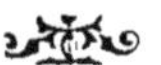

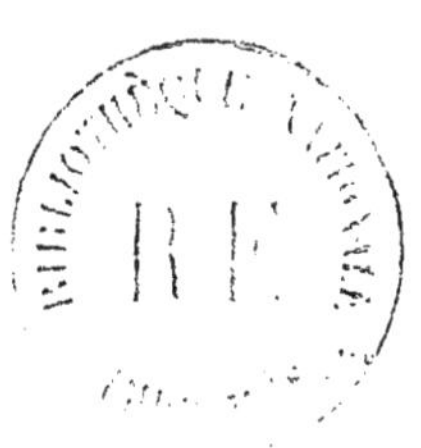

TUBERCULOSE TESTICULAIRE

ET SON TRAITEMENT

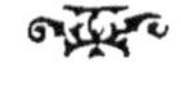

PARIS

Paul DELMAR

29, rue des Boulangers

—

1897

MEIS ET AMICIS

A MON PRÉSIDENT DE THÈSE

MONSIEUR LE PROFESSEUR TILLAUX

Professeur à la Faculté de Médecine de Paris

Membre de l'Académie de Médecine

Commandeur de la Légion d'honneur

TUBERCULOSE TESTICULAIRE

ET SON TRAITEMENT

INTRODUCTION

La tuberculose du testicule est une des questions les plus importantes de la pathologie testiculaire ; aussi a-t-elle toujours passionné les auteurs. Autrefois on discutait sur l'anatomie pathologique ; aujourd'hui on ne parle pour ainsi dire plus de cette partie qui a été bien mise en lumière ainsi que les formes cliniques.

Malheureusement, malgré ses efforts, la chirurgie ne nous a pas encore donné un traitement à l'abri de la critique.

Il existe une foule de procédés qui ont été tour à tour vantés par leurs auteurs, et qui vraiment ont donné d'excellents résultats ; mais, il faut le dire, les cas sont trop fréquents où la récidive et la guérison incomplète ont été signalées.

La curette, la destruction ignée et le chlorure de zinc rendent certes de très grands services : mais encore doit-on avouer qu'ils sont à eux seuls parfois bien insuffisants. Quant à la castration, heureusement les chirurgiens, après un premier enthousiasme, ont ouvert les yeux sur ses fâcheuses conséquences tant au point de vue moral qu'au point de vue physique. Enlever les testicules, c'est anéantir une des plus grandes fonctions de l'organisme, la spermatogénèse, et certes bon nombre de malades, même les vieillards, préféreront garder une glande infectée. Les testicules atteints ne vaudront plus rien ; on le leur dit, mais ils n'en veulent rien croire, ou du moins ils espèrent qu'un jour viendra où la nature bienfaisante réparera les lésions. Qui ignore les accès terribles d'hypocondrie qui frappent certains de ces opérés. Aussi ne doit-on jamais faire cette opération sans avoir auparavant averti le malade du but que l'on se propose.

Nous nous rappelons l'histoire d'un malade castré qui, furieux, était venu demander raison à un de nos maîtres. Chez l'opéré, il était resté un petit noyau dans l'épididyme : le chirurgien lui fit croire que c'était un testicule atrophié : le malade, alors confus, se confondit en excuses et se retira content de posséder encore un moignon de sa glande.

En dehors du moral et de la spermatogène, le testicule est une glande à sécrétion interne, comme le corps thyroïde et les capsules surrénales. Il produit une substance dont la résorption paraît indispensable à l'économie : ce point à lui seul suffirait pour repousser la castration ou du moins pour n'y recourir que dans des cas extrêmes.

Ainsi donc pour ces multiples raisons, de nombreux chirurgiens ont renoncé à cette cure trop radicale et ont adopté l'épididymectomie, moyen terme entre la castration et les opérations insuffisantes.

On pratique aujourd'hui le curettage, la destruction ignée, l'épididymectomie ou on se contente de l'hygiène pure et simple, quand la marche de l'affection met en droit d'espérer la guérison spontanée.

M. le professeur Duplay depuis 1890, pratique l'ablation des noyaux crus, des foyers purulents et des fistules avec le bistouri, absolument comme s'il s'agissait d'un néoplasme.

Notre but, dans ce travail, est de présenter une question aussi complète que possible sur la tuberculose du testicule. Nous rappellerons en quelques lignes les hésitations de la période prébacillaire, et citerons les principaux auteurs qui ont contribué à nous donner une anatomie pathologique et une symptomatologie définitives; nous résumerons l'anatomie pathologique tout en insistant cependant sur les lésions de la prostate et des vésicules séminales, car nous voulons montrer que les noyaux tuberculeux de ces organes rétrogressent sous l'influence d'une intervention sur la glande spermatique et sur l'épididyme. Nous dirons deux mots de l'étiologie.

A propos de la symptomatologie, nous ne manquerons pas de faire ressortir les manifestations cliniques de la tuberculose de la prostate et des vésicules séminales; car lorsqu'il y a lésion bacillaire des organes génitaux, l'examen du rectum est de la plus haute utilité. La surface dure et bosselée de la prostate sera toujours la signature de l'infection bacillaire. C'est la glande prostatique qui bien souvent nous permettra d'éliminer le gonocoque dans les cas difficiles.

Enfin, nous aborderons le traitement. Ce sera là le point important de notre sujet. Nous insisterons beaucoup sur le traitement général avec M. Reclus et M. le professeur Duplay. Puis après avoir passé en revue et critiqué les différentes méthodes employées, c'est-à-dire la cautérisation, le curettage, la méthode sclérogène, l'épididymectomie et la castration, nous exposerons le procédé de M. Duplay, qui consiste à enlever les foyers tuberculeux comme des néoplasmes.

Nous n'avons eu l'occasion de voir que deux fois M. Duplay pratiquer son opération. Nous avons recueilli les deux observations et nous avons pu revoir les deux malades guéris, le premier un an après l'opération, le deuxième huit mois après.

M. Duplay a publié au congrès de Moscou (1897), dix observations à l'appui de son procédé. Nous n'avons pas voulu abuser de sa bonté en le priant de nous communiquer ses observations. Nous nous contenterons donc de les rappeler au souvenir de nos juges, les considérant comme de puissants appuis pour notre thèse.

En étudiant la méthode de M. Duplay, nous ferons remarquer qu'elle est très recommandable, en ce sens qu'elle attaque le mal à ses premières étapes, dès que le diagnostic est sûrement établi. Elle ne cède pas la place à la curette dans les cas de suppuration : loin de là, cavernes purulentes et fistules auront le sort des noyaux indurés et seront excisées au bistouri.

Pour ce qui est des lésions prostatiques, nous montrerons qu'elles sont loin d'être une contre-indication opératoire. qu'au contraire les noyaux tuberculeux subiront souvent le contre-coup heureux de l'intervention sur le testicule.

Mais avant d'entrer en matière, nous avons à cœur de remercier tous ceux qui nous ont prêté leur appui et nous ont guidé dans nos études médicales.

Que tout d'abord MM. les professeurs Ollivier et F. Hue, de Rouen, nos premiers maîtres, veuillent bien accepter tous nos remercîments.

Nous rendons hommage à la mémoire de M. Hanot, qu'une mort prématurée enleva à l'affection de ses élèves.

En chirurgie, un autre maître nous a rendu aussi de très grands services : nous voulons parler de M. Reclus. Certes nous n'avons pas perdu notre temps pendant les quelques mois trop vite passés près de lui. C'est lui qui nous a appris, nous en sommes fiers, à examiner les malades avec méthode et à peser chaque symptôme avant de formuler un diagnostic. Chez lui nous avons pu apprécier les bienfaits de la cocaïne, dont notre maître se sert avec un talent remarquable. Mieux que les livres, il nous a appris la tuberculose du testicule, et surtout à diagnostiquer les cas de tuberculose génitale guérie que l'on rencontre dans la pratique plus souvent qu'on ne le pense, et auxquels il faut bien se garder de toucher. Aussi pouvons-nous dire que si nous devons notre sujet de thèse à M. le professeur Duplay, c'est

M. Reclus qui nous a conduit dans cette voie et nous a inspiré ce travail. Que notre ancien et cher maître accepte donc l'expression de notre vive gratitude.

Nous n'oublierons pas non plus M. le professeur Grancher, MM. Jules Simon et Comby ; ils ont été pour nous des guides fidèles et sûrs dans la pathologie si délicate de l'enfance.

Nous remercions également M. le professeur Landouzy et M. Rigal pour la sympathie dont ils nous **ont** honoré et les bons conseils qu'ils n'ont cessé de nous prodiguer pendant notre stage.

Quant à M. le professeur Dieulafoy, nous avons suivi ses belles leçons à la Faculté, à Necker, et enfin à l'Hôtel-Dieu. Nous le regrettons sincèrement et lui adressons le témoignage de notre admiration.

Qu'enfin M. le professeur Tillaux, dont nous avons eu occasion d'apprécier la délicatesse et la bonté dans une triste circonstance, veuille croire à notre reconnaissance pour les inoubliables services qu'il nous a rendus et accepte nos remercîments pour le grand honneur qu'il nous a fait en acceptant la présidence de notre thèse.

HISTORIQUE

L'histoire de la tuberculose du testicule qui date du com-
mencement de ce siècle a subi de nombreuses fluctuations.

Ce ne fut pas sans peine qu'on découvrit les granulations
grises au milieu des sarcocèles, terme vague et confus qui
voilait l'ignorance d'alors. Peut-être plus que le poumon, le
testicule fut l'objet de thèses contradictoires. Si l'accord
était fait sur la localisation pulmonaire, il n'en était pas de
même pour la glande séminale. La tuberculose était, disait-
on, une lésion à siège pulmonaire et n'avait rien à faire
avec les glandes spermatiques.

Ce fut Bayle qui, le premier, entrevit la question des tuberculoses locales et signala la granulation grise dans les testicules. Louis, Boyer, A. Cooper, Curling et Ricord éclair-
cissent le tableau clinique. Pendant toute la première
partie de notre siècle, on discute sans base solide, n'ayant

point d'appui sur le bacille, quand parut, en 1854, la thèse de Dufour, « De la tuberculisation des organes génitaux de l'homme. » C'était un résumé des connaissances de l'époque, qui passait sous silence, il est vrai, les différentes formes d'anatomie pathologique de la tuberculose et ne disait mot des marches aiguë et chronique ; mais les pathologistes, seulement guidés par leur sens clinique, avaient fait preuve d'une conception générale juste. Laënnec dans une heure de génie affirme l'unité de la tuberculose : tubercule vrai et processus caséeux, dit-il, ne sont qu'une seule et même lésion. La question entrait dans une voie nouvelle où le problème semblait devoir se résoudre ; mais la question subit un moment d'arrêt sous l'influence des idées de Virchov, de Rindfleisch malgré les admirables recherches de Cruveilhier.

Heureusement une ère nouvelle allait bientôt éclore, où l'on reprendrait l'idée de Laënnec pour lutter contre les erreurs des auteurs allemands.

C'est à MM. Thaon et Grancher que revient le grand honneur d'avoir démontré à nouveau l'identité des lésions tuberculeuses et caséeuses aux poumons.

Enfin en 1876, l'admirable thèse de M. Reclus : « Du tubercule du testicule et de l'orchite tuberculeuse », et les recherches histologiques de Malassez fixent une fois pour toutes l'anatomie pathologique de la tuberculose génitale et ses formes cliniques.

Les fameuses « orchites chroniques » rentrent dans le cadre tuberculeux à côté de la forme aiguë que M. le Professeur

Duplay avait déjà décrite. Qui plus est, il est acquis aujourd'hui que la tuberculose peut attaquer les testicules tout en respectant les autres organes ; le cas de Frielander (Ueber locale Tuberculose — 1873) est le premier qui en fit preuve. Depuis, on ne compte plus les observations de ce genre et la découverte de Koch a tout confirmé.

ÉTIOLOGIE

Les portes d'entrée de la tuberculose du testicule sont encore mal connues. Le testicule peut être le premier point envahi par l'infection bacillaire; souvent il l'est en coïncidence avec d'autres organes et en particulier avec le poumon.

D'après M. Reclus, chez l'enfant, le bacille peut émigrer du péritoine et atteindre la glande par le canal péritonéovaginal. Il peut aussi arriver au testicule par la voie sanguine ou lymphatique. Mais parfois des germes sortent par suite de la rupture des vaisseaux où ils sont entraînés par la diapédèse des globules blancs et vont envahir les tissus. Ce mode d'infection par la voie des vaisseaux paraît indiscutable.

Dans d'autres cas le bacille descendrait du rein et de la vessie tuberculeuse, puis malgré les cils vibratils défenseurs, gagnerait de proche en proche la prostate, les vésicules séminales, le canal déférent, l'épididyme et le testicule.

Cette hypothèse défendue par Cayla est refutée par M. Reclus. Cayla prétend qu'une lésion d'un point quelcon-conque des organes génitaux suppose toujours une lésion de même nature des portions situées ci-dessus. Or M. Reclus a fourni des observations de MM. Viard, Dufour, Tuffier, Féré, Jamin et Cornil, où les organes génito-urinaires ont été pris sans que la vessie fût atteinte. Donc le bacille ne paraît pas remonter le cours du sperme, ou du moins cela doit être rare.

Verneuil, Conheim, Verchère, Fernet admettent que les bacilles passent du vagin dans les voies génitales de l'homme, au moment du coït. Cette hypothèse ne paraît pas reposer sur une base solide, car l'urine ne doit pas avoir de mal à balayer des bacilles immobiles.

De ce que le bacille est en plein parenchyme testiculaire cela ne veut pas dire qu'il va prospérer. Un affaiblissement de l'organe est indispensable. Or, est-il un organe plus exposé aux chocs et à de nombreuses causes d'affaiblisse-ment ? Aussi paraît-il être un lieu de prédilection. Com-paré à la fréquence de la tuberculose des poumons, la tuber-culose du testicule se trouve dans la proportion de 2 0/0 (Reclus),

A l'autopsie (Reclus), elle existait seule, sans lésion pul-monaire, dans le tiers des cas.

Avant la puberté elle est rare. D'après Jullien, elle serait plus fréquente dans les premières années de la vie que vers la puberté. Cet auteur à noté l'infection du testicule chez l'enfant une fois sur 150 cas.

Dreschfeld aurait observé un cas congénital ; ici l'infection se serait propagée par le placenta, ce qui est exceptionnel. D'après Monks, Jullien, Hutinel, elle serait toujours acquise. L'invasion s'observe aussi chez les vieillards.

Comme causes occasionnelles, le traumatisme joue le plus grand rôle. MM. Castier, Desprès, Fossard, Verneuil, Béraud, Mougin et Reclus ont rapporté des observations des plus probantes.

Les uréthrites vénériennes ou consécutives à des manœuvres dans le canal, les orchi-épididymites antérieures doivent jouer un rôle important.

La tuberculose du testicule peut se rencontrer chez des individus jouissant d'une santé florissante ; plus souvent elle apparaît chez des individus ayant eu ou ayant d'autres manifestations bacillaires. Enfin il est bon de dire qu'un tuberculeux pulmonaire peut très bien avoir une orchite blennorrhagique franche sans qu'il y ait jamais appel des bacilles dans les glandes spermatiques.

ANATOMIE PATHOLOGIQUE

Le scrotum échappe parfois aux atteintes du bacille, mais le plus souvent à sa partie postéro-inférieure se forment de nombreuses fistules qui peuvent s'oblitérer et laisser des cicatrices. Ces orifices par lesquels s'écoulent les produits tuberculeux sont entourés d'une peau violacée qui bourgeonne et détermine une saillie en cul de poule, qui ne disparaît que si l'écoulement s'arrête. Si la fistule s'oblitère, il reste une cicatrice déprimée reliée aux parties profondes par un petit cordon fibreux, vestige de la fistule.

La vaginale épaissie et sillonnée de nombreux vaisseaux dilatés, est le siège d'adhérences partielles ou totales; si l'inflammation n'a pas soudé entièrement les deux feuillets, ce qui est en effet rare, on trouve dans des alvéoles formées par les membranes de nouvelle formation un épanchement jauneverdâtre plus dense que le liquide de l'hydrocèle.

M.-G.   2

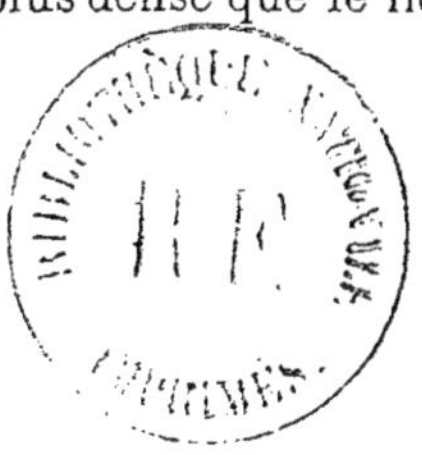

La vaginale peut être couverte de granulations grises mais exceptionnellement, dit M. Reclus, contrairement aux observations de Simmonds (de Hambourg). Ces deux auteurs n'ont porté leurs recherches que sur deux adultes. MM. Hutinel et Deschamps ont montré qu'avant la puberté on rencontre fréquemment les granulations sur la tunique vaginale. M. Hutinel a pu réunir plusieurs observations où le testicule était recouvert d'une véritable coque formée de follicules tuberculeux : cette coque n'était que les deux feuillets de la vaginale soudés à l'albuginée hypertrophiée. Dans toutes ses recherches, M. Reclus signale une coque dure de 4 à 6 millimètres d'épaisseur, surtout au niveau de la queue de l'épididyme.

Dans la majorité des cas, le testicule et l'épididyme sont pris simultanément (27 fois sur 34 autopsies — Reclus) ; l'épididyme peut être pris seul ; le testicule au contraire ne paraît jamais atteint sans l'épididyme (Reclus).

L'affection est le plus souvent unilatérale (58 fois sur 79 Reclus). La tête ou la queue de l'épididyme peuvent renfermer des masses caséeuses crues, isolées, qui aboutissent au ramollissement. Ces noyaux peuvent en rester là, mais en général le foyer s'ouvre à l'extérieur. Les fistules s'oblitèrent ou non.

L'épididyme, contrairement au testicule, ne présente jamais de granulations grises.

Dans d'autres cas, au lieu de masses caséeuses, on trouve de nombreux alvéoles, les uns remplis de pus, les autres vides, qui ne sont que des tubes épididymaires dilatés, obstrués par des produits tuberculeux ou vidés (Reclus). Enfin à la coupe, on a aussi l'aspect de marron cru à côté des points ramollis et en voie de suppuration.

L'épididyme est volumineux en forme de croissant qui recouvre le testicule presque en totalité. Il est parsemé de bosselures.

Au testicule on trouve à la fois des granulations et des masses caséeuses. Tantôt elles sont semées sans ordre, tantôt elles dessinent des rangées régulières aboutissant au corps d'Highmore. Cette régularité se rencontre assez fréquemment. Les granulations sont surtout nombreuses à la périphérie, tandis que les masses caséeuses occupent la région du corps d'Highmore.

D'après les recherches de Malassez, la granulation tuberculeuse aurait pour siège primitif le tube séminifère lui-même. Elle ne se produit pas dans l'épididyme, le corps d'Highmore et le canal déférent, où les masses caséeuses se développent d'emblée.

Le testicule lourd, accru dans son volume peut devenir une véritable masse caséeuse. Sa coupe rappelle en certains points celle du marron d'Inde cru et présente également des cavernes purulentes.

Le canal déférent, souvent pris, est induré, énorme et prend un aspect monoliforme. Rarement tout le canal est atteint (Reclus); ordinairement les lésions ne remontent guère qu'à 5 ou 6 milimètres au-dessus de la queue de l'épididyme. Quelquefois les lésions existent au niveau de sa rencontre avec la vésicule séminale,

Quant à la prostate si souvent atteinte, son histoire n'a été faite pour la première fois d'une manière précise que dans les thèses de Dufour (1854) et de Béraud (1857). MM. Reclus (1876), Tapret (1878), Cayla (thèse de Paris 1887) ont fait d'importantes recherches sur ce sujet.

Des granulations et des masses confluentes se rencontrent à divers degrés dans la prostate. Le plus souvent les deux lobes gauche et droit sont envahis. Des abcès s'y collectent, des cavernes s'y creusent et choisissent tantôt des voies naturelles, urèthre ou rectum, pour éliminer leur contenu, tantôt se créent des passages au travers des parties voisines.

La muqueuse de l'urèthre, au niveau de la prostate, présente fréquemment des granulations aux différents stades de leur évolution, des ulcérations qui aboutiront à la fistule urinaire et fourniront un prétexte aux staphylocoques et autres agents toujours prêts à l'attaque. Quelquefois, au contraire, l'urèthre, respecté des bacilles, chemine au travers un véritable magma tuberculeux : c'est la prostate qui subit une véritable fonte purulente. Si les foyers tarissent, la glande prostatique peut subir une atrophie considérable et à sa place n'existe plus qu'un noyau fibreux.

Dans presque la moitié des cas (Jullien) les lésions prostatiques existent sans localisation pulmonaire. Dans la même proportion, elles accompagnent la tuberculisation des voies urinaires et spermatiques.

SYMPTOMES

Nous distinguerons deux formes, l'une primitive où le testicule seul est pris sans participation des autres organes, l'autre secondaire. où le testicule a reçu des bacilles venus d'autres organes antérieurement infectés. Dans la forme primitive, nous distinguerons une forme aiguë et une autre chronique.

FORME AIGUE. — Elle s'annonce par une douleur vive, spontanée, dont les malades recherchent vainement la cause et qu'ils comparent souvent à une forte compression. Cette douleur remonte le long du cordon jusqu'à l'aine. Bientôt le scrotum se tuméfie et un épanchement variable se fait dans la tunique vaginale avant que la peau n'ait rougi. L'épididyme surtout est gonflé, dur, mais sa surface n'est pas encore altérée. Un certain degré d'éréthisme génital marque le début de l'affection. La sécrétion des glandes séminales est plus active et les taches de sperme revêtent

une coloration plus jaunâtre. Les malades perdent l'appétit
et éprouvent des symptômes généraux vagues. Néanmoins,
on note des oscillations dans la température, et parfois une
vive céphalalgie, de la courbature, d'abondantes sueurs
nocturnes et la fièvre viennent troubler le sommeil des malades. Parfois à ce tableau s'ajoute la diarrhée. Ces symptômes brusques ont fait souvent croire à une infection
gonococcique. De courte durée, ils s'amendent dès le qua-
trième et cinquième jour d'une façon très notable. Vers la
troisième semaine, l'épididyme devient irrégulier, bosselé.
A son niveau, le plus généralement, se forme dès le vingt-
cinquième jour, dit M. Reclus, une collection purulente
dont l'ouverture se fait à la partie postéro-inférieure du
scrotum à moins qu'il n'y ait inversion de la glande dans
lequel cas la fistule s'établirait en avant. Il s'écoule une
quantité plus ou moins abondante de pus, au milieu duquel
on trouve des substances caséeuses, des débris sphacelés,
et parfois un liquide filant et louche, dans lequel
M. Reclus, malgré de très nombreuses recherches, n'a
jamais trouvé de spermatozoïdes. La température encore
plus élevée achève d'affaiblir les malades qui dépérissent
assez rapidement. Dans les formes suraiguës, les bacilles
envahiront le canal déférent qui ne sera plus qu'un véritable chapelet à grains indurés et bientôt seront prises les
vésicules séminales, la prostate et la vessie laquelle marque
parfois une des premières étapes du bacille dans sa marche
ascendante au lieu d'en être le terme ultime. Lymphatiques
superficiels et ganglions inguinaux ouvriront leurs portes

à l'infection. tandis que les lymphatiques du cordon conduiront le bacille aux ganglions intra-abdominaux et de là au péritoine. La vaginale voisine de la lésion fournira sa part de suppuration.

La marche ascendante peut ne pas s'arrêter là et devenir plus terrible encore : corps vertébraux, poumons, plèvres et méninges ne paient que trop souvent leur tribut. Heureusement cette forme suraiguë à évolution d'une effrayante rapidité est fort rare. Elle est ordinairement mortelle.

FORME CHRONIQUE. — Cette forme est celle sur laquelle les auteurs ont particulièrement porté leurs recherches, car elle est de beaucoup la plus commune. Elle peut être l'aboutissant d'une orchite tuberculeuse, c'est-à-dire de la forme aiguë, ou survenir d'emblée, ce qui paraît le plus fréquent. Son début lent est des plus insidieux d'autant plus qu'une autre affection peut en détourner l'attention. Le mal évolue sans que l'organisme n'en subisse de contre-coup. L'estomac et l'intestin qui, si souvent dans la tuberculose pulmonaire, dénoncent la lésion par des troubles parfois très intenses, accomplissent régulièrement leurs fonctions. L'embonpoint n'a jamais changé. Poumons et plèvres restent muets. Pas de sueurs nocturnes à signaler. On s'explique cette insidiosité par la petitesse de la tumeur qui récèle le tubercule et paraît ne siéger que dans l'épididyme, sans provoquer la moindre douleur spontanée. Le médecin qui examinera le testicule et trouvera le petit noyau, ne provoquera de la douleur que s'il a soin de presser fortement la tumeur. Le plus souvent, c'est le malade lui-même qui, par hasard, la découvre. Jamais il ne peut dire à quelle époque remonte son mal. Mais, très souvent, on note la blennorrhagie et l'épididymite blennorrhagique dans les antécédents, affections qu'il ne faut point dédaigner, car en affaiblissant le terrain, ils font appel à la localisation du bacille.

Longtemps le noyau reste stationnaire ; puis lentement, l'épididyme finit parfois par être complètement envahi. Au niveau de la tête, de la queue ou du corps de l'organe, on trouve des noyaux dont la grosseur dépasse quelquefois celle du testicule. L'épididyme ressemble alors à un « demi-cylindre, bosselé par place » (Reclus). Le canal déférent est induré et noueux.

On a comparé la sensation qu'il fournit à celle que donne un tuyau de pipe belge cassé et senti entre deux linges.

C'est surtout au voisinage de l'épididyme qu'on perçoit ce signe qui présente une grande valeur, car on le rencontre seulement dans la tuberculose. Toutefois, M. le professeur Tillaux a trouvé, dans des cas de tuberculose testiculaire certaine, des malades chez lesquels le canal déférent n'était pas monoliforme mais régulièrement augmenté de volume jusque dans le canal inguinal, ce qui pourrait faire penser à une déférentite accompagnant une épididymite simple blennorrhagique.

Parfois épididyme et testicule se prennent simultanément et se confondent en une masse unique. Dans les formes chroniques la suppuration a une marche plus lente. Il faut parfois des années pour amener la suppuration et, plus souvent qu'on ne le croit, les tubercules s'enkystent et le malade guérit par le processus fibreux. Mais si l'évolution continue, les noyaux caséeux formés se ramollissent. La peau rougit, s'immobilise en un point très limité ; la région se gonfle et le malade croit avoir affaire à un furoncle, dont il souffre parfois atrocement. Bientôt la douleur s'apaise tout d'un coup car la peau s'ulcère et un véritable pus séreux-grumeleux s'échappe. Si le foyer s'ouvre au début du ramollissement, la substance évacuée ressemble à du mastic. Dans d'autres cas, c'est un liquide grisâtre et filant ; dans cette forme pas plus que dans l'autre M. Reclus n'a trouvé de spermatozoïdes.

Dans d'autres cas, l'abcès est à peu près indolent. M. le professeur Tillaux paraît n'avoir jamais observé de douleurs vives, car dans ses cliniques il dit : « L'abcès tuberculeux du testicule et de l'épididyme se présente sous la forme d'une petite tumeur rougeâtre, lisse, régulière, fluctuante, et à peu près indolente ; ce dernier caractère d'indolence différencierait cet abcès de celui qui pourrait (ce qui est fort rare) être la conséquence d'une épididymite inflammatoire simple. »

Les fistules souvent multiples se compliquent parfois de phénomènes inflammatoires qui amènent la fonte du testicule ; au milieu des masses caséeuses on aperçoit les tubes séminifères qui ressemblent à de la charpie. A la place du testicule reste du tissu cicatriciel sous forme d'un petit noyau très dur. La guérison peut être apparente, car dans ce tissu fibreux restent parfois des noyaux qui pourront, il est vrai, subir une transformation calcaire. Si les fistules se ferment, elles laissent des cicatrices ombiliquées qui sont toujours adhérentes au reste de l'organe sous jacent. Malheureusement le plus souvent l'affection continue sa marche, envahissant tour à tour le canal déférent qui deviendra un cordon ligneux, la prostrate et les vésicules séminales.

Tout cela passe souvent inaperçu et cependant se forment des masses tuberculeuses parfois considérables que le médecin seul décèle par le toucher rectal qu'il doit toujours faire. C'est dans ces cas d'envahissement profond que l'on constate la blennorrhée tuberculeuse qui est de haute gravité. Ce symptôme s'accompagne généralement de vives douleurs, sans rougeur du méat. Ici le microscope seul permet un diagnostic sûr.

Cette blennorrhée de mauvaise augure est le prélude de l'infection générale. L'autre testicule va être à son tour la proie des bacilles, car le tuberculose frappe les deux testicules successivement ou simultanément dans la majorité des cas. A côté des formes bénignes localisées que connaissaient bien Velpeau, Vidal, de Cassis, Cruveilher, il y a des formes graves à généralisation rapide. Vessie, urétères et reins peuvent être dans ces cas envahis par les bacilles; on note alors de la dysurie, du ténesme, des hématuries. Le scrotum et le périnée criblés de fistules verseront au dehors des collections purulentes venues de tous côtés. La prostrate disparaîtra par fonte purulente et l'urine s'attardera dans les cavernes suppurantes de l'urèthre pour s'écouler ensuite goutte à goutte par le méat ou par les fistules.

La fièvre hectique et la cachexie achèveront le malade à

moins qu'une complication mortelle telle que diarrhée, méningite, phtisie pulmonaire, pleurésie, péritonite, pyélonéphrite suppurée, ne mette un terme à l'affection. Les fistules persistent parfois des mois et des années; leurs ouvertures sont irrégulières et leurs trajets sinueux. Parfois elles se tarissent, puis de nouveau reparait l'écoulement. Le tissu cellulaire du scrotum cède à l'infection et des trainées tuberculeuses s'y creusent des sillons qui viennent s'ouvrir à l'extérieur.

La tuberculose peut envahir la tunique vaginale quand l'ouverture du foyer se fait dans la cavité séreuse. Alors on assiste à des accidents aigus ou chroniques. Si le foyer contient des produits abondants qui ont déjà subi des transformations cadavériques, il y aura une inflammation aiguë, due aux ptomaïnes, dont les propriétés toxiques et irritantes renforcent les effets des bacilles. La vaginalite sera suraiguë, brusque. Une douleur intense coïncidera avec la rupture du foyer. La fièvre éclatera au milieu d'un cortège effrayant, un gonflement énorme des bourses, des frissons intenses, des douleurs vives dans l'aine et parfois des vomissements compléteront la scène, qui finira par l'ouverture du foyer avec gangrène plus ou moins étendue du scrotum. Dans d'autres cas l'inflammation du début s'arrête; mais la vaginale devient un vaste foyer caséeux, dont l'ouverture peut arrêter pour un temps souvent très long la marche de l'infection.

La tunique vaginale rompue peut verser son contenu par la peau du scrotum, qui résiste parfois ; mais alors le

pus suit le cordon pour atteindre l'aine ou gagne la région
ano-périnéal.

Avant de se rompre dans la séreuse, le tubercule épididy-
maire y produit de l'irritation. Si l'ouverture est petite il en
sera de même. Il n'y aura plus de phénomènes aigus ni
suppuration, ni douleur. On notera une hydrocèle généralement peu abondante, qui est plus rare dans cette forme que
dans la forme aiguë.

L'examen du rectum nous montre une prostate plus volumineuse qu'à l'état normal. Ici il convient de dire que chez
l'adulte et à plus forte raison à un âge plus avancé, c'est à
peine, en général, si le doigt arrive à sentir la base de la
glande. Tantôt l'organe entier est augmenté de volume,
tantôt un seul lobe est le siège de l'accroissement. En général
le lobe correspondant à l'épididyme malade est celui qui est
atteint. Parfois, au contraire, la prostate a vidé ses foyers
caséeux, et du tissu fibreux a amené l'atrophie de la glande.

Comme troubles fonctionnels, la tuberculose prostatique
ne présente rien de pathognomonique : toutes les lésions du
col, notamment l'uréthrite prévésicale, ont des manifestations analogues à celles de l'infection bacillaire de la prostate. C'est dans tous les cas un écoulement par l'urèthre, de
la dysurie, du tenesme et de l'hématurie.

Il se produit par le méat un suintement blanchâtre ou
même purulent au milieu duquel nagent des granulations
graisseuses, chargées de bacilles. Quand on n'en trouve
pas la cause, que le malade n'en souffre pas et qu'aucune
médication ne peut en venir à bout, il faut se méfier et

penser à une infection bacillaire possible de la prostate.

Les souffrances ne sont pas très vives. mais ne laissent aucun repos aux malades; elles deviennent insuppotrables. Vagues et énervantes, elles ressemblent absolument aux douleurs de la prostatite chronique. Comme ces dernières. elles s'exagèrent par la miction, et la chaleur du lit les réveille.

La nuit surtout. les malades ont d'incessants besoins d'uriner. qui sont parfois si fréquents, que le sommeil est impossible.

Un signe d'une haute importance nous reste à signaler : c'est l'hématurie. Jamais dilué dans l'urine, comme dans les hémorrhagies de la vessie, le sang est rendu pur au début ou à la fin de la miction. Si le bacille s'est cantonné à la partie postérieure de la prostate, l'expulsion des matières fécales peut s'accompagner de phénomènes douloureux. C'est dans ces cas surtout qu'il importe de faire le toucher rectal : lui seul assurera le diagnostic du siège précis de de la lésion.

Parfois le périnée est criblé d'ouvertures qui conduisent à la glande altérée. Quant au cathétérisme, il est très pénible, les malades souffrant atrocement, vu la sensibilité extrême de la région affectée : la sonde peut aller buter dans une caverne prostatique et ramener un mélange d'urine et de pus.

Le doigt enfoncé plus profondément dans le rectum trouve les vésicules séminales « comme injectées de suif », bosse·lées et formant une sorte de V. La pression en ce point est douloureuse. Des abcès partis de là, peuvent s'ouvrir dans l'ampoule rectale.

Nous ferons remarquer ici, avec M. le professeur Tillaux, que l'exploration des vésicules séminales n'est guère possible, que chez les jeunes sujets.

Dans une observation de M. Reclus, la glande prostatique du volume d'un œuf, gêna le passage des matières fécales et s'ouvrit dans l'urèthre.

Cet état de la prostate et des vésicules séminales, est d'un sérieux appui pour le diagnostic de la tuberculose testiculaire qu'il permet de faire à coup sûr.

Forme secondaire. — L'infection secondaire est rapide ou tardive. Dans la tuberculose aiguë, le bacille, presque d'emblée, émigre des poumons aux testicules. L'infection testiculaire peut être consécutive à une cystite tuberculeuse, au carreau.

Il est bon de signaler ici que c'est dans les cas de carreau, presque exclusivement, que l'on constate le testicule tuberculeux chez les jeunes sujets.

Enfin, le bacille peut partir d'un point quelconque de l'organisme, pour venir s'échouer sur la glande spermatique.

MARCHE. — La marche est ordinairement lente; la maladie met parfois des années pour accomplir son évolution, à moins qu'une complication grave, telle que tuberculose aiguë, etc., n'enlève plus tôt le malade.

COMPLICATIONS. — Comme nous l'avons déjà dit, le malade peut succomber à des accidents dus à la néphrite, à la cystite tuberculeuse ou à des complications pulmonaires, méningitiques. péritonéales, etc., dues au bacille de Koch.

Reste à signaler une complication d'un autre ordre : le fongus. Quand la tuberculose a gagné le scrotum et qu'elle en a détruit une partie, le testicule sort de ses enveloppes : nous avons la hernie du testicule, qui est la variété la plus importante des fongus.

Il y a une autre forme de fongus beaucoup plus rare : après l'évacuation d'un foyer, reste une caverne dans le testicule. laquelle est le siège de bourgeons charnus qui traversent l'albuginée et le scrotum, et s'étalent à l'extérieur.

Telle est. du moins. l'explication qu'en donnent MM. Hennequin et Moutier dans leurs thèses. Il est possible que la tuberculose produise une telle exubérance de bourgeons, mais comme le fait observer avec juste raison M. Reclus, ces cas doivent être exceptionnels. les bourgeons charnus des tuberculeux ayant une bien faible vitalité.

Diagnostic. — La forme aiguë de la tuberculose testiculaire. l'orchite tuberculeuse, peut être confondue avec toutes les inflammations aiguës de la glande. Les orchites traumatiques. les orchites ourliennes, celles des fièvres graves siègent surtout sur le testicule, tandis que la tuberculose attaque de préférence l'épididyme.

L'orchite tuberculeuse et celle des fièvres graves suppurent, tandis que le traumatisme. les oreillons et la blennorrhagie n'amènent jamais de suppuration.

Il faut toujours chercher s'il n'y a pas d'uréthrite concomitante, et s'il y en a une, quelle en est la cause : blennor-

rhagie, tuberculose ou manœuvres uréthrales? Exceptionnellement cette uréthrite aura pour cause les oreillons, la
goutte, le paludisme ou le saturnisme. Le microscope sera,
dans ces cas, d'un précieux secours.

Les signes du début de toutes les orchites aiguës se ressemblent : il y a toujours des douleurs spontanées, de la
vaginalite, du gonflement, et la tumeur est toujours régulière. En fouillant bien dans l'étiologie, par l'appréciation
exacte de l'état général et l'examen de la prostate, on peut
arriver à de fortes présomptions. Néanmoins, il ne faut jamais oublier que chez un tuberculeux pulmonaire, le gonocoque de Neiser peut très bien évoluer et faire une orchite,
sans le secours du bacille de Koch. Qu'il s'agisse d'un indi-
vidu sans aucune tare organique, l'embarras sera plus
grand encore. Si chez lui tout repousse l'hypothèse d'une
blennorrhagie, il faut absolument admettre la tuberculose,
qui vient, par ordre de fréquence, en seconde ligne après
la blennorrhagie.

Il est évident qu'on ne peut s'arrêter là pour faire un
diagnostic : il faut interroger la prostate, les vésicules et le
cordon. Que de fois, en effet, on trouve la prostate augmentée de volume !

Si cette tuméfaction manque, la marche de la maladie
lèvera les doutes. Les bosselures et la suppuration signeront
le diagnostic en faveur de la tuberculose, qu'il s'agisse
d'individus lymphatiques ou robustes.

Lorsque l'épididyme est seul atteint, c'est ou de la tuberculose ou un reste d'inflammation aiguë de l'urèthre posté-

rieure ou enfin de la syphilis. Le noyau reliquat de l'uréthrite postérieure n'est jamais bosselé et occupe toujours
la queue de l'épididyme, dont on sent très nettement la
courbure de réflexion de bas en haut. Au contraire, dans
la tuberculose, la courbure disparaît sous les progrès des
masses caséeuses qui englobent les flexuosités de l'épididyme.
Si le noyau senti est stationnaire depuis longtemps et la
prostate normale, il faut repousser toute hypothèse bacillaire.

Quand l'épididyme et le testicule sont simultanément
envahis, la tuberculose peut être confondue avec toutes les
tumeurs de la glande.

La difficulté du diagnostic augmentera si un abondant
épanchement gène l'exploration. Dans ces cas d'hydrocèle,
l'évacuation du liquide et son inoculation à un cobaye peuvent fournir de précieux renseignements ; mais on peut se
passer facilement de ce mode d'investigation, l'épididyme
étant abordable en arrière.

Et puis, n'a-t-on pas toujours le cordon et la prostate
sous le doigt explorateur ?

Le sarcome est presque toujours unilatéral tandis que la
tuberculose atteint souvent les deux glandes. Outre cela, les
bosselures du sarcome sont plus volumineuses et cette affection débute en général par le testicule et épargne l'épididyme.

Enfin la tumeur sarcomateuse est plus volumineuse. Sa
marche beaucoup plus rapide, l'état des ganglions, les veines
dilatées du scrotum, l'ulcération des bourses et la cachexie
seront des signes de haute valeur.

La prostate est normale.

M.-G.   3

Malgré tous ces symtômes, des erreurs ont été commises par les plus grands chirurgiens.

Dans la syphilis, le testicule est moyennement gros, induré, par plaques ou chagriné à sa surface. On peut le presser sans crainte de réveiller aucune douleur.

L'épididyme est le plus souvent intact : le contraire s'observe dans la tuberculose ; l'épididyme est le siège de prédilection des bacilles tandis que le testicule est épargné ou, s'il est malade, il forme avec l'épididyme une masse irrégulière et indolore.

Le cordon est pris dans la tuberculose et ne l'est jamais dans la syphilis.

Enfin l'examen de la prostate et des vésicules ne sont pas à négliger, car ils sont indemnes dans la syphilis.

PRONOSTIC. — Toujours sérieux : la fonction du testicule est compromise et l'organisme est toujours sous le coup d'une infection locale ou générale. Néanmoins, comme nous l'avons vu, un certain nombre de malades guérissent par le processus fibreux, mais il faut toujours tenir compte des guérisons apparentes et s'attendre au réveil des bacilles à un moment donné, sous l'influence du plus léger traumatisme ou autre cause d'affaiblissement.

Nous venons de dire que les opérés guérissent parfois ; cela est vrai, mais il faut faire remarquer qu'il y a guérison en ce sens que le foyer est éteint et que les bacilles sont encapsulés : en effet, comme le fait remarquer M. Reclus « la fonction de la glande reste perdue ». C'est ce que ne disent pas les auteurs.

TRAITEMENT

Le traitement de la tuberculose testiculaire est un des
points les plus importants de la pathologie des glandes
séminales et celui au sujet duquel il y a le plus
de recherches à faire peut-être. Nous connaissons à fond
l'anatomie pathologique de cette affection ; son étiologie a
été éclairée dans ces dernières années ; la maladie est bien
connue dans ses manifestations cliniques et dans sa
marche.

Au contraire, au sujet du traitement, la chirurgie n'a
point encore dit son dernier mot. Autant de maîtres, autant
de procédés. Chaque jour on voit naître une nouvelle
méthode. Nous allons les passer en revue ; mais, auparavant
disons de suite qu'il y a une catégorie de malades au-dessus
des ressources chirurgicales : ce sont ceux chez lesquels
la glande spermatique associe ses lésions à celles du pou-

mon. des reins, de la vessie, du péritoine ou de l'intestin.

Comme le dit M. Reclus « la lésion du testicule n'est plus ici qu'un épisode de peu d'importance et le médecin court de suite aux accidents qui menacent la vie. »

Avant d'aborder le traitement de la forme chronique, exposons d'abord rapidement celui de la forme aiguë. L'orchite tuberculeuse se traite comme toutes les orchites aiguës quelle qu'en soit la cause : repos au lit, suspension des bourses, calmants, antiphlogistiques et purgatifs : telles sont les armes dont on dispose au début de l'affection. D'après Spillmann et Schmidt une application continue de glace est ce qui réussit le mieux : elle apaise souvent les douleurs. M. Reclus a eu des succès avec des compresses imbibées d'eau à 55° et appliquées cinq à dix minutes sur les bourses. La compression amène également une atténuation des douleurs.

Quant au débridement de l'albuginée, c'est une question sérieuse, dit M. le Professeur Tillaux. Il y a toujours danger en effet qu'une incision trop tendue donne issue au sperme. Il faut donc différer cette opération toutes les fois qu'on sera en droit d'espérer la résolution. Mais si l'on a acquis la certitude que le testicule va suppurer il ne faut plus hésiter et faire le débridement pour éviter aux malades d'atroces douleurs.

Par le thermocauthère ou la curette, on a raison des fongus s'il s'en produit.

Etudions maintenant les différents traitements de la forme chronique.

Traitement général. — Tous les chirurgiens sont d'accord au sujet du traitement général, c'est-à-dire les moyens hygiéniques auxquels il faut recourir dans tous les cas de tuberculose. que celle-ci soit générale ou locale, qu'elle atteigne un organe ou un autre. Ces ressources médicales connues depuis longtemps sont indispensables pour aider la nature à réparer le mal et à lutter contre les bacilles.

Elles peuvent sauver le malade, sans le secours de la chirurgie, qui au contraire a toujours besoin d'elles. Personne n'ignore les bienfaits du grand air, de la campagne ou de la mer et de la suralimentation, etc. M. Reclus, plus que tout autre, a insisté d'une manière particulière sur l'importance considérable de cet adjuvant. « Il n'est peut-être pas d'affection. dit M. Reclus. qu'une thérapeutique patiente ne combatte avec plus de succès. » D'ordinaire voici le traitement qu'applique M. Reclus. Pendant les cinq mois les plus froids, il donne de l'huile de foie de morue jusqu'à concurrence de 7 à 8 cuillerées à soupe par jour, dans la bière forte de Hollande pour en faciliter la digestion. Néanmoins dans les cas d'intolérance complète de l'estomac ou de l'intestin, M. Reclus n'y insiste pas. Eté comme hiver, le malade prend dans une tasse de lait tiède bouilli une cuillerée à café de la solution suivante :

$$\left\{\begin{array}{l} Na\mathrm{I}. \ldots \ldots \ldots \ldots \quad 1 \text{ à } 2 \text{ gr.} \\ NaBr \\ NaCl \end{array}\right\} \ \bar{a}\bar{a} \ldots \ldots \ldots \quad 10 \text{ gr.} \\ \ \ \ Eau. \ldots \ldots \ldots \ldots \quad 100 \text{ gr.}$$

La condition *sine qua non* de l'utilité de cette petite dose d'iodure est de prendre la solution à jeûn.

La poudre de viande suivant la méthode de M. Debove est administrée pour peu que le malade ait maigri : il suffit de faire prendre au milieu des repas 25 grammes de poudre de viande délayée avec un peu d'eau froide dans une tasse de lait chaud auquel on ajoute pour masquer la poudre, une cuillerée de rhum, de curaçao, de cognac, de kirsch, ou de sucre vanillé. Nous recommandons aussi le peptone Cornélis qui a donné à M. le Professeur Lemoine (de Lille) d'excellents résultats. Délayé dans du bouillon, il n'a aucun goût ; au contraire il lui communique un arôme exquis. M. Reclus tient beaucoup au beurre, aux œufs frais, gobés presque crus en dehors des repas. Matin et soir, frictions sèches sur tout le corps avec le gant et la ceinture de crin. Il ne craint pas de permettre l'équitation à la condition toutefois de porter un suspensoir, car tout traumatisme pourrait réveiller les bacilles. Les eaux chlorurées sodiques, celles de Salies-de-Béarn lui ont donné de véritables guérisons.

Tout dernièrement encore, M. le Professeur Duplay, dans une de ses leçons cliniques, parla longuement du traitement médical avant de décrire son procédé opératoire que nous exposerons à la fin de ce travail. Il insista sur le régime, les poudres de viande, le laitage, etc., et comme médicaments recommanda encore l'huile de-foie de morue à haute dose, les glycéro-phosphates, les préparations iodo-tanniques, la créosote, etc. Le repos joue aussi un rôle considérable dans la guérison comme dans toutes les formes de tuberculose. Il faut poursuivre avec patience ce traitement médical qui donne souvent des résultats merveilleux en aidant la chirurgie ou la guérison spontanée.

TRAITEMENT LOCAL NON SANGLANT. — Il y a quatre procédés : celui des caustiques, de la cautérisation, des injections intra-nodulaires, des injections péri-nodulaires ou méthode sclérogène.

1º *Procédé des caustiques.* — Il a été autrefois le procédé de choix. En 1843 Thierry détruisit les sarcocèles tuberculeux par la potasse caustique ; Bouisson le suivit dans cette pratique. Bonnet défendit et vanta la pâte de Canquoin. Philippeaux, Delpech, Boyer, Velpeau, employèrent les uns la potasse, les autres les acides. Aujourd'hui, ces procédés n'ont qu'un intérêt historique.

2º *Procédé de la cautérisation.* — La cautérisation par le fer rouge détrôna bientôt les caustiques. Ce ne fut pas difficile, car grâce à elles, allaient diminuer les septicémies suraiguës qui emportaient les malades en vingt-quatre heures. Proposée par Velpeau en 1851, Verneuil appliqua cette méthode au testicule tuberculeux en se servant d'un cautère effilé. Auboin en exposa la technique et les résultats. Verneuil n'abandonna jamais cette méthode pour le bistouri, car il craignait l'ouverture des vaisseaux qui pouvait, d'après lui, être le point de départ de granulie, et certes, il arrivait souvent que les malades succombaient à une méningite tuberculeuse consécutive aux interventions sanglantes. Aussi Verneuil se contentait-il d'évacuer les foyers et de les cautériser. Le thermocautère marqua un grand perfectionnement dans la méthode ; les chirurgiens munis de cet instrument arrivaient à mieux limiter leur action. D'après Verneuil, les bons effets retentissaient jusque sur la prostate. Depuis on a pu constater la haute utilité de l'ignipuncture. En effet, le thermocautère ouvre les foyers et les vide ; il détruit ou tout au moins transforme avantageusement la membrane fertile des abcès et les bourgeons tuberculeux ; mais il est loin d'atteindre la précision du bistouri dont l'action est bien limitée. S'il est vrai qu'il stérilise sur place et par rayonnement les régions infectées dans certaines ostréo-arthrites, par exemple dans les arthrites tuberculeuses diffuses des os du pied, et qu'il a donné dans ces cas d'excellents résultats à Richet, Kocher, Vincent et Julliard, qui ont vulgarisé la méthode ; si en un mot sa valeur est indiscutable, il n'a pas reçu d'application pour le testicule tuberculeux. C'est un procédé palliatif, qui, en ce qui concerne la cure radicale, n'est pas supérieur à l'instrument tranchant. Cependant MM. Reynier et Ische-Wall, ont tenté d'en faire une méthode curative : ils essayent d'atteindre les parties les plus profondes et de détruire les colonies bacillaires.

Un élève de M. Reynier, M. Euvrard a décrit ce procédé sous le nom de « Destruction ignée du testicule ». Cette méthode lui aurait fourni des preuves de guérison les plus concluantes ; par contre MM. Monod et Terrillon déclarent dangereuse cette ignipuncture profonde. A quoi bon, disent-ils, réveiller des lésions qui semblent stationnaires ? La cautérisation ne peut servir (du moins dans les cas où les choses vont lentement) qu'à exciter les bacilles et affaiblir le terrain en provoquant la suppuration. Mais ces chirurgiens emploient le thermocautère dans les affections de vieille date à suppuration intarissable et quand tout phénomène aigu est tombé. Qui a raison? Nous ne saurions le dire car de part et d'autre de bons résultats ont été obtenus.

3º *Les injections modificatrices intra-nodulaires.* — De nombreuses substances, douées de propriétés bactéricides ou non, ont été employées à cet effet. Quelques-unes ont été réputées spécifiques, par exemple l'iodoforme.

Le naphtol camphré, le chlorure de zinc, la lymphe de Koch ont eu leur vogue. Verneuil et Mosetig-Moorhof ont indiqué l'éther iodoformé pour toutes les tuberculoses locales (10 0/0 Reclus). Ce traitement est appliqué par M. Reclus quand l'épididyme seul est atteint. L'éther iodoformé triompha avec la glycérine iodoformée employée par Kœnig. Il faut le dire, si l'iodoforme porté au centre des noyaux ou au milieu des abcès tuberculeux a donné des succès, ce traitement a souvent été inutile ou du moins les résultats insignifiants. Néanmoins, si on le rejette comme curatif, il peut rendre des services pour préparer un champ opératoire. Il désinfectera, pratique utile, les foyers tuberculeux, les fistules, tout ce qui doit enfin tomber sous le bistouri. De cette façon, on ne craindra pas dans certains cas d'ouvrir des vaisseaux et d'infecter l'organisme, comme le redoutait tant l'éminent professeur Verneuil. Mais dire que l'iodoforme est un spécifique, c'est aller trop loin. Les colonies bacillaires se joueront de ce fameux bactéricide, impuissant à les arrêter. On ne doit recourir à l'éther iodoformé que quand on ne dispose pas d'autre ressource.

4° *Les injections péri-nodulaires, méthode sclérogène.* — M. le professeur Lannelongue, s'inspirant de la guérison naturelle des tubercules par transformation fibreuse, eut l'idée d'aider la nature dans ce mode de guérison. Il pensa « à immobiliser les bacilles dans du tissu fibreux et à les rendre inerte. » En 1891, il arriva à son but et appliqua son traitement à toutes les tuberculoses locales.

La même année, un élève de M. Lannelongue, M. Coudray communiquait ses observations de malades traités par la méthode sclérogène : une fois seulement, il avait appliqué le procédé au testicule tuberculeux. Bientôt Ozenne, Desnos, Bourlier et d'autres le suivirent dans cette voie nouvelle.

Cette méthode ayant donné des résultats très satisfaisants dans le traitement de la tuberculose testiculaire, nous devons nous y arrêter.

D'après MM. Lannelongue et Achard, le premier effet produit par le chlorure de zinc est une action caustique destructive. Mais l'intérêt n'est pas là. Le fait important est que de nombreuses cellules embryonnaires émigrent des vaisseaux et infiltrent les tissus ou s'accomplit une prolifération active des cellules conjonctives. Il résulte de cet envahissement cellulaire un tissu d'abord gélatineux, puis fibreux et compact, qui prend la place des tissus normaux disparus. M. Coudray a vu une coque fibreuse de plus d'un centimètre d'épaisseur. Quant au manuel opératoire, il est simple : après avoir fait soigneusement un lavage antiseptique de la peau, pour éviter des eschares, on injecte deux à cinq gouttes par piqûre : suivant que le malade supporte l'opération, on fera en une ou plusieurs séances le nombre de piqûres nécessaire pour circonscrire le foyer morbide. On peut faire suivant les circonstances, une piqûre tous les huit jours ou plusieurs par semaine; mais, dans ce dernier cas, il conviendra de bien essuyer l'aiguille après chaque opération, car le contact du chlorure de zinc avec les tissus pourrait produire de fâcheux effets, puis on applique un pansement ouaté légèrement compressif. Un point est à recommander : c'est d'éviter de pénétrer dans la glande spermatique : cette faute aurait pour inconvénient de produire une orchite subaiguë, accident qui n'est pas à dédaigner. En effet, cette orchite peut être douloureuse pendant plusieurs jours, et certes le malade n'accepterait pas de grand cœur un traitement dont les résultats immédiats lui paraîtraient plutôt fâcheux. D'ailleurs, qui prouve que cette orchite ne puisse entrainer après elle des troubles bacillaires graves?

Dans les observations que publie M. Degrenne, dans sa thèse inaugurale (juillet 1897), un jour ou deux après les injections, l'organe spermatique paraît plus tuméfié; les bosselures sont sensibles à la pression, puis apparaît l'induration. Les noyaux sont moins distincts et se confondent. Après quelques mois, l'épididyme dont les saillies se sont aplanies, diminue de volume. Les douleurs disparaissent, le cordon redevient à peu près normal, car il lui reste encore un certain degré de rigidité.

La méthode sclérogène étant de date très récente et n'ayant
pas encore complètement fait ses preuves, il nous paraît
téméraire de crier trop haut ses vertus. Il nous semble que
s'il peut fournir parfois des cures merveilleuses, il est d'autres circonstances où le chlorure de zinc ne suffira pas à la
tâche. Il guérit des tubercules crus, mais son action seule
serait insuffisante dans les autres périodes de la tuberculose. Outre cela, un point est à considérer : c'est la longueur du traitement et les douleurs parfois vives et de longue durée, que provoquent les injections fréquemment répé-
tées de chlorure de zinc au $1/10^e$ Beaucoup de malades se
souvenant des souffrances atroces qu'ils endurent parfois
pendant douze heures et voyant les injections trop multiples,
préféreront une seule intervention. En plus de cela, il paraît
évident que la méthode sclérogène va un peu au hasard et
que bien des bacilles doivent échapper à la barrière insuffisante de la gangue fibreuse, surtout dans les cas où la lésion
n'est pas nettement localisée. Donc, une intervention san-
glante doit être seule précise et capable de remplir le mieux
le but proposé, à savoir la cure radicale. Les derniers procédés que nous avons énumérés, c'est-à-dire les injections
d'éther iodoformé, les cautérisations par le thermocautère,
la méthode sclérogène, ne sont que des ressources palliati-
ves. Il nous reste donc à aborder le traitement sanglant.

TRAITEMENT SANGLANT. — A l'heure actuelle, c'est le bistouri qui triomphe. Mais ici que de procédés. Nous allons
étudier successivement :

1° L'ouverture au bistouri des abcès et des cavernes.

2º Le curettage des collections et des fongosités. Procédé de M. Quenu.

3º La résection de l'épididyme ou épididymectomie.

4º La résection combinée de l'épididyme et du testicule ou castration.

5º Enfin, le procédé de M. Duplay.

1º *Ouverture au bistouri des abcès et des cavernes*.

Bérard, le premier en 1843, ouvrit largement les foyers tuberculeux et les vida par pression et par énucléation. En 1877, Hugonnet fit le drainage des cavités. C'est là un procédé utile en ce sens, qu'il débarrasse d'un coup les malades des douleurs parfois très vives dues à la tension exagérée des tissus, sous l'influence des collections purulentes qui cherchent une voie à l'extérieure. En outre, il rend service aux malades en supprimant les éliminations spontanées interminables et douloureuses. Ce procédé d'urgence soulage, mais ne peut avoir la prétention d'amener la guérison. puisque le bistouri n'ayant pas même effleuré les parties profondes, les noyaux gorgés de bacilles n'ont nulle raison de s'arrêter dans leur évolution. Bien plus, au contraire. une très large ouverture, qui paraîtra devoir favoriser l'expulsion des tissus malades, servira souvent de pré-texte à des infections secondaires, si l'antisepsie n'est pas là comme sauvegarde. Stréptocoques et staphylocoques toujours aux aguets ne demandent qu'une occasion pour établir leur quartier général et rien ne leur est plus propice qu'une large porte d'entrée conduisant à des cavernes purulentes, où déjà le bacille tuberculeux fait ses ravages. Le bacille de Koch, et cela est bien démontré, trouvant une force nouvelle dans l'appui des microbes pyogènes, va redoubler de virulence. On aura affaire à une tuberculose mixte plus terrible encore comme l'a démontré Pawlowski.

Ainsi cette méthode mal conduite peut être la source de graves dangers.

2° *Curettage des collections et des fongosités. — Procédé de M. Quenu.*

A l'incision simple des abcès, on combina le curettage. La curette ne visait que les cavités purulentes et les fistules. M. Quenu eut l'idée de s'en servir pour attaquer les noyaux tuberculeux au début même de leur évolution, en pleine période de crudité. Son procédé a été étudié longuement dans la thèse de M. Chevrolle (juillet 1896) sous le nom de curettage réglé. Voici en quelques mots la méthode de M. Quenu telle que ce chirurgien l'a exposée dans la *Gazette médicale* (16 mai 1896). Il y a trois temps dans l'opération.

1° Temps. — *Exploration et découverte des foyers tuberculeux.*

S'il s'agit de petits noyaux déposés à froid dans l'épididyme ou dans le canal déférent, on les fait saillir sous la peau. Plus il y a de noyaux, plus l'incision doit être longue; elle peut être de la longueur de l'épididyme et être multiplée si les noyaux sont isolés les uns des autres.

La cavité séreuse ne sera ouverte et la vaginale réséquée que lorsqu'elle sera le siège de dégénérescence. Si les noyaux s'enfoncent dans le testicule, le bistouri doit aller jusqu'à eux. Ceci est rare; en général, on n'a pas besoin de dépasser l'albuginée.

2° Temps. — *Suppression des foyers par le curettage.*

Quelle que soit la période de l'évolution d'un noyau, qu'il soit induré ou ramolli, on se comporte de même. Si les foyers sont durs, fibreux, ou les énuclée avec le doigt, la sonde canelée ou les ciseaux. Puis le curettage suivi d'une application de chlorure de zinc détruira la membrane d'enveloppe du noyau.

Dans les cas de ramollissement, la curette servira à l'évacuation du foyer et on détruira comme précédemment la capsule par le curettage combiné au chlorure de zinc.

La technique ne variera pas pour les abcès et les fistules. Le bistouri découvre les foyers et on curette abcès et fistules, puis on touche tous les points malades au chlorure de zinc.

3° Temps. — Si l'évidement laisse une petite cavité. M. Quenu « n'hésite pas, après avoir bien fait l'assèchement, à tenter la réunion par première intention à l'aide de catguts profonds et superficiels ». Le résultat serait, d'après l'auteur, la guérison en huit jours. Si la caverne est plus grande, M. Quenu la bourre de gaze iodoformée et la guérison plus lente est obtenue en quelques semaines par réunion secondaire. Sur le même sujet, l'auteur du procédé a pratiqué ces deux variantes et toujours le succès a couronné les opérations. Comme on le voit, le curettage réglé de M. Quenu est appliqué d'une façon précoce.

Etudions maintenant les indications et contre-indications de ce procédé.

A la première période, celle de congestion, ou le bacille installé dans l'épididyme commence à se multiplier, la chirurgie n'a rien à faire.

Quand les foyers ont été nettement délimités, qu'il existe en un mot les noyaux dans l'épididyme mais que le testicule ne présente aucune altération ou des désordres minimes, MM. Forgue, Reclus, Monod, Terrillon, et M. le professeur Guyon se prononcent pour l'abstention : vu que ces chirurgiens n'emploient que la résection de l'épididyme ou la castration, ils ont, en effet, raison de s'abstenir, car ils ne peuvent et n'ont pas le droit de tenter ces opérations de haute gravité, étant donnés les désordres minimes de la période de début et d'autant plus qu'on peut toujours compter sur la guérison spontanée. M. le professeur Tillaux a égard à l'âge du malade, dans les cas de non-suppuration. Si c'est un adulte, il n'intervient pas ; au contraire, si le malade n'a pas plus de 18 à 25 ans, il opère, en respectant les organes sécréteurs, dans la mesure du possible.

En France particulièremement, les partisans d'une intervention précoce sont en très petit nombre. M. Quenu confiant dans sa méthode et encouragé par les bons résultats supprime au plus tôt les foyers épididymaires.

A la période de suppuration et de fistules il n'y a plus de discussion ; tous opèrent. On fait l'épididymectomie, la castration, ou simplement le curettage des parois cavitaires. Quand la glande n'est pas trop altérée, le curettage suffit.

Mais si les lésions du testicule sont par trop avancées, que faire ? M. Quenu pratique la castration que recommandent également MM. Forgue et Reclus quand le testicule est douloureux, tuméfié, suppurant avec poussées aiguës. Mais ce ne sera toujours qu'après de sérieuses réflexions qu'on se décidera à cette mutilation.

3ᵉ *Epididymectomie.* — Cette opération selon la méthode de Humbert applicable quand l'épididyme seul est atteint, est conservatrice en ce sens qu'elle laisse aux malades un organe qui, s'il est inutile au point de vue physique a un rôle moral des plus importants et, comme la glande thyroïde produit une secrétion indispensable à l'organisme.

Les travaux de Brown-Séquard tendent à attribuer aux testicules comme à d'autres glandes, outre leur fonction apparente, la propriété de fabriquer certaines substances qui seraient versées dans le courant circulatoire. D'après ce physiologiste, le sperme renferme des produits excitateurs du système nerveux et peut-être du système musculaire. Pour cette raison l'épididymectomie est un moyen terme entre les opérations incomplètes et celles qui sont par trop radicales. M. le professeur Tillaux fit un des premiers cette opération. « Dans une tuberculose représentée par une tumeur de la grosseur d'une noisette située dans l'épididyme, je fis, dit-il (1), une opération assez délicate qui m'est personnelle et qui m'a donné de bons résultats :

1. Traitement chirurgical de la tuberculose testiculaire. — *Bulletin médical* (3 juin 1896).

la résection de l'épididyme, conservant ainsi le testicule qui bien que sans utilité fonctionnelle contribuera à la santé générale par la résorption de sa sécrétion. »

En 1891, M. Villeneuve, dans une communication à l'Association française pour l'avancement des sciences, au Congrès de Marseille, dit avoir pratiqué cette opération dès 1889.

4° *Castration.* — Dans ces vingt dernières années, elle fut en honneur en France et à l'étranger ; en Angleterre Walton-Smith, Puzey, Bloxam, en Allemagne, Hopmokl, en France, MM. Terrillon, Péan et beaucoup d'autres furent les partisans de cette intervention qui allait même jusqu'à la suppression des deux testicules.

Heureusement on devait revenir de cet enthousiasme et la castration, procédé de choix, allait devenir une opération de nécessité. M. le professeur Guyon, en 1891, proclamait qu'il fallait attendre le dernier moment avant d'y recourir. Au contraire, M. Reclus trouvant que le testicule tuberculeux est un organe inutile et dangereux, puisqu'il est une source constante d'infections, se déclare partisan de la castration, d'autant plus que l'on a, dit-il, une guérison plus sûre et plus rapide quand la glande dégénérée est enlevée. En outre, une opération de ce genre rend des services aux malades ; le chirurgien, d'un coup, les débarrasse d'un organe inutile infecté, qui mettrait au prix de douleurs parfois atroces, des années à s'éliminer. Qui plus est, les lésions viscérales elles-mêmes tireraient bénéfice de cette ablation. Richet, M. le professeur Tillaux et M. Reclus

ont vu. après ces cures radicales. des améliorations inespé·
rées même du côté des poumons.

M. Reclus ne suit pas systématiquement cette règle de
conduite. S'il espère une prompte évacuation du foyer ou
son enkystement. il remet à plus tard la castration, s'ap-
puyant sur ce fait que le testicule intact n'a rien à craindre
de son voisin bien qu'il existe des observations où la conta-
mination s'est produite. mais il faut le dire ici, cette conta-
mination est rare !

M. Reclus hésite encore, parce que les malades préfèrent
un moignon de glande à une bourse vide.

« Mais si le testicule proprement dit se tuméfie et devient
douloureux. si des poussées aiguës se déclarent de temps
en temps. si la rougeur du scrotum ne se dissipe pas et
prouve par sa persistance que les parties profondes se
désorganisent, l'hésitation ne saurait être permise : il faut
faire la castration. » (Reclus.)

Si on a pu signaler des succès, nous devons dire qu'il y a
des inconvénients de valeur à considérer : il ne s'agit pas
ici de généralisation tuberculeuse par suite de l'ouverture
des vaisseaux, commé essaya de le prouver Verneuil. Aujourd'hui, en effet, on a reconnu que le bacille n'a pas besoin de la blessure des vaisseaux, pour envahir tout l'organisme. Il s'en charge bien seul. en dehors de toute intervention. D'après les statistiques de M. Lannelongue, les
prétendues infections, consécutives aux opérations, sont
aussi fréquentes chez les non opérés que chez les malades
sur lesquels on intervient. Les inconvénients fâcheux dont

nous voulons parler et qui sont la conséquence de la castration, sont : l'hypocondrie, la vésanie, la déséquilibration de l'organisme, troubles qui avaient déjà frappé Dupuytren et les chirurgiens de son époque, qui parlaient déjà de testicule moral.

« Aujourd'hui, dit M. le professeur Tillaux (1), les données physiologiques modernes, auxquelles je me range volontiers, nous montrent que la substance testiculaire, en outre de son rôle fonctionnel spécial, possède une action importante sur la santé générale. La sécrétion testiculaire, malgré l'impossibilité de circuler comme à l'état normal et de jouer son rôle fécondant, n'en est pas moins résorbée, en partie, et contribue à la vigueur de l'organisme. »

M. Reclus, partisan de la castration, donne comme argument, qu'un testicule peut suppléer l'autre : cela est vrai; mais alors si l'autre testicule est pris à son tour (M. Reclus lui-même en a donné des exemples), on ne pourra ,l'enlever. Donc, il nous semble que le mieux est de laisser en place les testicules, à moins qu'une opération indispensable et urgente s'impose. La castration doit être une ressource ultime et non point le traitement de choix de la tuberculose testiculaire, comme le dit Poncet (2).

5º *Ablation des foyers au bistouri. Procédé de M. le professeur Duplay.*

Longtemps, comme beaucoup d'autres chirurgiens, M. le

(1) *Loco-citato.*
(2) Poncet in Villard. *Thèse de Lyon*, 1893.

professeur Duplay se servit de la curette tranchante et du thermocautère, dans le traitement de la tuberculose de l'appareil génital. Il n'eut pas toujours à se plaindre du curettage et de la cautérisation ignée, il est vrai ; mais que de malades, chez lesquels il avait appliqué ces méthodes, sont revenus le voir, porteurs de foyers récidivés ! Que de fois la guérison a été incomplète !

A la suite de tels insuccès, M. le professeur Duplay abandonna la curette et le thermocautère et, en 1890, il adopta une méthode d'extirpation des foyers tuberculeux au bistouri, suivie de réunion.

Nous n'avons pas mentionné ce procédé au chapitre de l'épididymectomie, car, à proprement parler, il n'entre pas dans ce cadre. Il ne s'applique pas, en effet, exclusivement à l'épididyme, et a pour but d'enlever au bistouri les foyers tuberculeux de l'appareil testiculaire, qu'ils siègent dans l'épididyme ou dans le testicule.

Tout d'abord, M. le professeur Duplay appliqua sa méthode aux cas suppurés, et obtint de bons résultats. Encouragé, il attaqua la tuberculose au début même de son évolution, c'est-à-dire dans les cas non suppurés : là encore, le succès couronna les opérations.

Le procédé consiste à disséquer au bistouri les foyers tuberculeux de l'épididyme et du testicule, et à les énucléer en totalité, en ne limitant leur ablation qu'au niveau des tissus parfaitement sains.

Le manuel opératoire est des plus simples : on fait une incision de dimensions suffisantes pour aborder les foyers tuberculeux, et on dissèque alors ceux-ci comme on le ferait pour un néoplasme, sans se préoccuper des parties périphériques. On réalise ainsi l'ablation complète de chaque foyer tuberculeux. La membrane tuberculogène est enlevée complètement, car on incise dans du tissu sain et on l'énucléе avec son contenu. Au contraire, la curette et le chlorure de zinc n'enlèvent pas la capsule; ils ne font que la détruire sur place. Dans ce cas, une partie malade peut échapper à l'action des agents destructeurs et continuer son évolution. Donc, il nous semble que le bistouri, pratiquant l'ablation totale en circonscrivant dans du tissu sain le foyer et sa capsule, remplit mieux le but proposé.

La méthode s'applique au début même de l'affection, quand les foyers sont encore en pleine crudité, et c'est là, certes, un grand avantage, car s'il est vrai que la tuberculose du testicule peut guérir spontanément, cette guérison est loin d'être la règle. Il faut compter avec les bacilles virulents qui peuvent poursuivre leur marche et donner lieu à des désordres irréparables, en se répandant dans tout l'organisme. Donc, dès que le bacille a révélé sa présence, et qu'un diagnostic ferme a été fait, il faut l'attaquer pour en prévenir les suites si souvent fâcheuses. Avec l'antisepsie, qu'y a-t-il à craindre? C'est une opération facile, à la portée de tous, qu'il faut faire le plus tôt possible.

Au début de l'infection testiculaire, la prostate et les vésicules séminales seront à peine prises : loin d'être une contr'indication, les lésions de ces organes encourageront le chirurgien à opérer vite, car on aura plus facilement raison des foyers de la prostate et des vésicules séminales, s'ils ne sont encore qu'à l'état de crudité. En effet, une intervention sur le testicule agit favorablement sur les noyaux de la prostate et des vésicules séminales comme nous avons pu nous-même le constater dans les deux observations que nous publions à la fin de ce travail.

Les améliorations que nous avons observées sur la pros·tate ont été obtenues au début de l'évolution des noyaux de cette glande.

Dans les cas plus avancés, il doit en être de même, et certes nous ne croyons pas que les lésions prostatiques puissent contr'indiquer une intervention sur le testicule comme l'ont avancé quelques chirurgiens.

Sans doute, il existe des cas où, malgré l'ablation du foyer testiculaire, les lésions vésico-prostatiques ont continué à évoluer; mais on peut en citer d'autres où les foyers ont paru subir une régression constatée par le toucher rectal qui révélait une diminution du volume de la prostate et des vésicules séminales.

La régression des noyaux de la prostate sous l'influence d'une opération sur le testicule est des plus intéressantes et nous rappelle le traitement de l'hypertrophie de la glande prostatique par la résection ou la ligature du canal déférent ou la castration. Si ces dernières opérations n'ont pas donné d'heureux résultats à tous, il n'en est pas de même pour le traitement de la tuberculose du testicule, qui a toujours paru influencer favorablement les foyers de la prostate.

Quant aux poumons, ils ne défendent pas l'opération si

l'état général le permet. Ce n'est que dans les cas de cavernes, de malades affaiblis et cachectisés qu'il faut s'abstenir, et pour mieux dire « on opérera toutes les fois qu'une lésion viscérale ne dominera pas la scène pathologique » (Trélat).

Nous n'insisterons pas plus sur les contr'indications opératoires qui ont été longuement discutées dans la thèse d'agrégation de M. Nélaton (1883). Pour tous les procédés elles sont les mêmes.

Quand il s'agit de simples noyaux qui commencent à évoluer dans la trame pulmonaire, il ne faut pas s'en inquiéter et opérer sur le testicule, c'est-à-dire suivre la même ligne de conduite que pour les ostéo arthrites tuberculeuses. Les malades, qu'il s'agisse de tuberculose osseuse ou testiculaire, bénéficient des interventions chirurgicales : leur état général s'améliore, le poumon lui-même peut profiter des bienfaits de la chirurgie, et par un traitement général approprié, sortir victorieux de la lutte. L'organisme, en effet, n'a plus à diviser ses forces ; tous les agents défenseurs se porteront sur les bacilles du poumon et en auront souvent raison avec le secours de l'hygiène : si la guérison n'est pas complète pour le médecin, le malade néanmoins pourra se croire débarrassé de son mal et certes ce point moral n'est pas à dédaigner. D'ailleurs, on a toujours le droit d'attendre la guérison définitive si le patient se soumet aux exigences du traitement général.

Dans les cas suppurés, M. Duplay n'abandonne pas le bistouri : là encore, il pratique l'extirpation totale de la poche tuberculeuse purulente ainsi que celle des trajets fistuleux, s'il en existe.

Nous avons dit plus haut qu'il ne fallait pas se préoccuper des tissus périphériques ; donc, si le canal déférent est sain, il faut le séparer de l'épididyme malade.

Quand les lésions ont envahi le testicule, M. le professeur Duplay n'hésite pas à sectionner l'albuginée et les tissus sains de la glande pour atteindre les foyers et les extirper complètement. Ceci fait, il réunit l'albuginée avec quelques points de catgut, puis suture la peau avec des fils d'argent fin.

M. le professeur Duplay a fait une communication au sujet de son procédé au Congrès de Moscou (1897). Il a appliqué, dit-il, sa méthode dans une dizaine de cas.

Nous avons eu occasion d'assister deux fois à cette opération, et dans les deux observations que nous rapportons les malades ont paru guéris. Chez le plus ancien opéré de M. Duplay, l'intervention date actuellement de 7 ans, et à plusieurs reprises on a pu vérifier que la guérison s'était maintenue.

CONCLUSIONS

Dans ce travail, à côté des nombreux procédés employés dans le traitement de la tuberculose testiculaire, nous avons voulu signaler la méthode de M. le professeur Duplay, qui consiste à enlever au bistouri les foyers tuberculeux de l'épididyme et du testicule comme des néoplasmes. C'est un procédé qui nous a paru recommandable. Depuis 1890, l'auteur n'a eu qu'à s'en louer, et nous-mêmes avons assisté à deux succès.

Nous avons tenu également à insister sur l'intervention précoce. Avec l'antisepsie, rien à craindre. Donc, il ne faut pas donner aux bacilles le temps de se multiplier, d'accroître leur virulence et d'occasionner des troubles de haute gravité.

Nous avons voulu montrer aussi que les interventions sur les lésions du testicule et de l'épididyme ont d'heureux retentissements sur la prostate et les vésicules séminales. Si les lésions ne sont pas toujours complètement guéries, elles rétrocèdent parfois à un tel point que la prostate devient pour ainsi dire silencieuse et que la rétrocession vaut en quelque sorte la guérison.

Enfin, nous avons tenu à dire que les lésions prostatiques ne doivent pas arrêter le chirurgien, puisqu'elles tirent très souvent profit de l'opération.

Peut-être on objectera à la méthode que nous avons décrite, que le chirurgien ignore jusqu'où s'étend le mal et que son bistouri risque de laisser des tissus malades. A cela, il nous sera facile de répondre que les autres procédés n'échappent pas mieux à ce reproche.

OBSERVATIONS

OBSERVATION 1 (personnelle)

Recueillie à l'Hôtel-Dieu, dans le service de M. le professeur Duplay.

F. Jean, âgé de 46 ans, cultivateur, entré le 4 avril 1896, salle Saint-Landry, lit n° 10.

Antécédents héréditaires : Nuls. Depuis cinq mois environ, avant son entrée à l'hôpital, le malade éprouvait quelques douleurs dans la partie gauche des bourses qui semblaient avoir augment de volume. Ces douleurs se réveillaient par la marche et étaient plus accentuées le soir, sans revêtir toutefois une intensité bien marquée.

Le malade continua néanmoins ses occupations journalières qu'il fut bientôt obligé de quitter pour garder le repos. Sur les conseils de son médecin et en présence de la persistance et de l'aggravation du mal, le malade se présente à l'Hôtel-Dieu dans le service de M. le professeur Duplay. L'examen des parties malades permet de constater, à la partie moyenne du corps de l'épididyme, la présence d'un noyau du volume d'un gros pois, légèrement douloureux à la pression. La queue de l'épididyme est légèrement indurée et épaissie et le canal déférent est nettement augmenté de volume à sa partie inférieure.

Le testicule gauche est un peu plus gros que le testicule droit ; mais sa surface est régulière et lisse. Il n'y a pas d'épanchement dans la vaginale et le scrotum a conservé son aspect normal; la peau néanmoins est peu plus tendue que du côté sain.

Le toucher rectal permet de constater une augmentation sensible du lobe prostatique correspondant au testicule tuberculeux, et la pression à ce niveau est légèrement douloureuse. Les vésicules séminales paraissent saines ou tout au moins avoir conservé leurs dimensions normales.

L'état général est assez bon.

Les poumons semblent intacts et le malade ne tousse jamais.

Les mictions sont normales et l'examen des urines reste négatif.

Opération le 21 avril. — Incision verticale du scrotum, en avant, assez étendue pour mettre à nu toute la glande malade. Ouverture de la vaginale qui renferme un léger épanchement de liquide séreux, citrin.

L'épididyme étant mis à découvert, on tombe sur le noyau tuberculeux que l'on dissèque comme s'il s'agissait d'un néoplasme. On a eu soin toutefois d'inciser au milieu du parenchyme sain, c'est-à-dire à une certaine distance du noyau qui paraît assez nettement limité. Le foyer s'est trouvé ainsi énuclé. La queue de l'épididyme suspecte ainsi que le canal déférent ont été réséqués. La résection du canal déférent a été faite à peu près à 0,05 c. au-dessus de son origine.

Quelques catguts ont permis de suturer les tissus profonds.

Quant aux plans superficiels correspondant au scrotum, ils ont été réunis à l'aide de fils d'argent fins.

Les suites de l'opération ont été bénignes et trois semaines après, le malade quittait l'hôpital parfaitement rétabli.

Nous avons revu le malade un an après l'opération, l'examen du testicule a permis de constater qu'il n'y avait aucune récidive et le toucher rectal pratiqué attentivement a montré que le lobe prostatique gauche avait sensiblement diminué de volume tout en restant un peu plus gros que le lobe droit.

Le testicule droit est sain.

Le malade est en bonne santé et se considère comme guéri.

. OBSERVATION II (personnelle)

Ch. J..., garçon limonadier, âgé de 28 ans, entré le 11 juin 1896, salle Saint-Landry, lit n° 23.

Antécédents héréditaires : Père mort phtisique à quarante-huit ans. Mère vit toujours bien portante. Deux frères et une sœur en bonne santé.

Le malade s'est toujours bien porté. Cependant, il dit être atteint régulièrement chaque année d'une légère bronchite qui se manifeste à l'arrivée des premiers froids.

Il n'a jamais eu d'hémoptysies.

L'état général est satisfaisant.

Depuis trois mois, il dit éprouver de légères douleurs dans les parties génitales et principalement à droite. Ces douleurs sont intermittentes ; leur faible intensité ne l'empêche pas de vaquer à ses travaux de la journée.

Depuis trois semaines environ, il déclare avoir remarqué que son testicule droit était plus volumineux que normalement et c'est cette constatation qui l'a déterminé à venir à l'hôpital.

La palpation du testicule malade permet de remarquer une augmentation très nette de l'épididyme qui est irrégulier et qui présente notamment à sa partie terminale, c'est-à-dire au voisinage de la queue un nodule du volume d'un noyau de cerise.

La pression à ce niveau est un peu douloureuse. Le testicule lui-même paraît peu modifié.

Le canal déférent est légèrement épaissi et induré au voisinage de l'épididyme.

Le testicule gauche paraît sain.

Le scrotum présente un aspect normal.

Le toucher rectal permet de constater une augmentation du volume de la prostate et de la vésicuie séminale droite.

Opération le 25 juin. Incision du scrotum en avant. Ouverture de la vaginale qui paraît saine et mise à nu de la glande dont l'épididyme présente un noyau du volume d'un pois. Dissection du nodule qui est isolé du reste du corps de l'épididyme qui paraît sain et résection sur une longueur de trois travers de doigt du canal déférent qui est induré inférieurement. Ablation également d'un autre noyau logé dans le testicule correspondant au voisinage du pôle postéro inférieur.

Ce noyau du volume d'un gros pois est induré, non ramolli, et est isolé par une dissection attentive pratiquée dans les tissus sains périphériques. L'hémostase étant assurée, l'albuginée, qui

a été naturellement ouverte, est fermée par quelques points de
suture au catgut, et l'enveloppe scrotale est suturée par des fils
d'argent fins.

Le malade que nous avons revu huit mois après l'opération
n'a pas eu de récidive et le toucher rectal a permis de constater
une diminution sensible de la prostate qui n'est presque pas
augmentée de volume et la vésicule séminale droite n'excède
pas en volume celui de la vésicule gauche.

L'état général est bon et le malade n'éprouve plus aucun
signe douloureux du côté du testicule malade.

BIBLIOGRAPHIE

BAYLE. — Journal de Corvisart, 1805.

A. COOPER. — Traité des maladies du testicule, 1830.

BÉRARD. — Des divers engorgements du testicule. Thèse pour l'agrégation en chirurgie, 1834.

BERMOND, — Essai sur les tubercules. Montpellier, 1837.

BONNET. — Du chlorure de zinc et de son emploi en thérapeutique chirurgicale. Thèse de Paris, 1843.

BUISSON. — Tribut à la chirurgie.

PHILIPPEAUX. — Traité des caustiques et de la cautérisation. Paris, 1851.

RICORD. — Bulletin de l'Académie de médecine, 1852.

DUFOUR. — De la tuberculisation des organes génitaux de l'homme. Thèse de Paris, 1854.

FOSSARD. — De l'orchite tuberculeuse. Thèse de Paris, 1855.

BAUCHET. — Du testicule au point de vue chirurgical. Thèse pour l'agrégation en chirurgie, 1857.

DUPLAY. — De la tuberculisation galopante du testicule. Union éd., 2e série, 1860.

HARDY. — Étude sur les inflammations du testicule. Thèse de Paris, 1860.

Desprès. — Diagnostic des tuméfactions du testicule. Thèse de Paris, 1861.

Verneuil. — Bulletin de la Société anatomique, 11 octobre 1871.

Hypothèse sur l'origine de certaines tuberculoses génitales dans les deux sexes. Gazette hebdomadaire de médecine, 1883.

Journal de médecine et de chirurgie pratiques. Avril 1885.

Cruveilhier. — Traité d'anatomie pathologique générale, t. IV.

Mougin. — De l'épididymite caséeuse. Thèse de Paris, 1873.

Auboin. — Traitement du testicule tuberculeux par la cautérisation au fer rouge. Thèse de Paris, 1873.

Delfau. — Etude sur les tubercules de la prostate. Thèse de Paris, 1874.

Tizzoni et Gaules. — Contribution à la tuberculisation des testicules, 1875.

Malassez. — Note sur le siège de la structure des granulations tuberculeuses du testicule. Archives de physiologie normale et pathologique, 1876.

Paul Reclus. — Du tubercule du testicule et de l'orchite tuberculeuse. Thèse de Paris, 1876.

Traitement du testicule tuberculeux. Semaine médicale, 1883, No 33.

De l'infection tuberculeuse par voie génitale. Clinique chirurgicale de l'Hôtel Dieu, 1888.

Traité chirurgical de Duplay et Reclus, tome VIII.

Hugonnet. — Traitement du sarcocèle tuberculeux par le drainage. Thèse de Paris, 1877.

Lannois. — De la tuberculose du testicule chez les jeunes enfants. Revue mensuelle des maladies de l'enfance, 1883, t. I.

Nélaton. — Le tubercule dans les affections chirurgicales. Thèse d'agrégation, 1883.

Fernet. — De l'infection tuberculeuse par la voie génitale. Bulletin et mémoire de la Société médicale des hopitaux de Paris, 1885.

Bloxam. — Case of strumous disease of both testicles ; removal. Med. Press et Circ. London, 1886.

CAYLA. — De la tuberculisation des organes génitaux urinaires. Thèse de Paris, 1887.

MONOD ET TERRILLON. — Traité des maladies du testicule. Paris.

WAGNER. — Contribution à l'étude des modifications pathologiques du testicule chez les tuberculeux. Saint-Pétersbourg, 1889.

PAWLOWSKI. — Annales de l'Institut Pasteur, 1889.

PÉAN. — Sept observations de tuberculose testiculaire. Cliniques chirurgicales.

GOMBAUD. — Contribution à l'étude de la tuberculose du testicule et particulièrement de son traitement par la castration. Thèse de Bordeaux, 1890.

VILLENEUVE. — Tubercules du testicule. Épididymite. Marseille méd., 1890.

Communications à l'Association française pour l'avancement des sciences. Congrès de Marseille, 1891.

COUDRAY. — Communications à l'Association française pour l'avancement des sciences. Congrès de Marseille, 1891.

FORGUE ET RECLUS. — Traité de thérapeutique chirurgicale.

GUYON. — La castration pour le sarcocèle tuberculeux. Annales des maladies des organes génitaux urinaires. Paris, 1891.

HUTINEL ET DESCHAMPS. — Études sur la tuberculose du testicule chez les enfants. Archives générales de médecine. Mars et avril 1891.

TERRILLON. — De l'intertervention chirurgicale dans la tuberculose testiculaire. Pr. méd. Janvier 1886.

Castration hâtive pour la tuberculose du testicule. Bulletin et mémoire de la Société de chirurgie de Paris, 1891.

OZENNE. — Traitement de la tuberculose primitive du testicule par les injections du chlorure de zinc. Congrès pour l'étude de la tuberculose, 1893.

VILLARD. — Rapports de la tuberculose génitale chez l'homme avec les autres manifestations tuberculeuses. Quelques résultats de la castration. Thèse de Lyon, 1893.

QUENU. — Traitement opératoire de la tuberculose épididymite. Gazette médicale de Paris, 16 mai 1896.

Puzey. — Two tuberculous testicles removed from the same patient. Med. Press et Circ. London, 1896.

Tillaux. — Traitement chirurgical de la tuberculose du testicule. Bulletin médical, 3 juin 1896. Cliniques chirurgicales.

Chevrolle. — Traitement de la tuberculose testiculaire. Thèse de Paris, 1896.

Degrenne. — Traitement de la tuberculose du testicule. Thèse de Paris, 1897.

Duplay. — Communications sur le traitement de la tuberculose primitive du testicule. Congrès de Moscou, 1897.

Dechambre. — Dictionnaire.

IMP. CH. LÉPICE, 8-10, RUE DES CÔTES, MAISONS-LAFFITTE

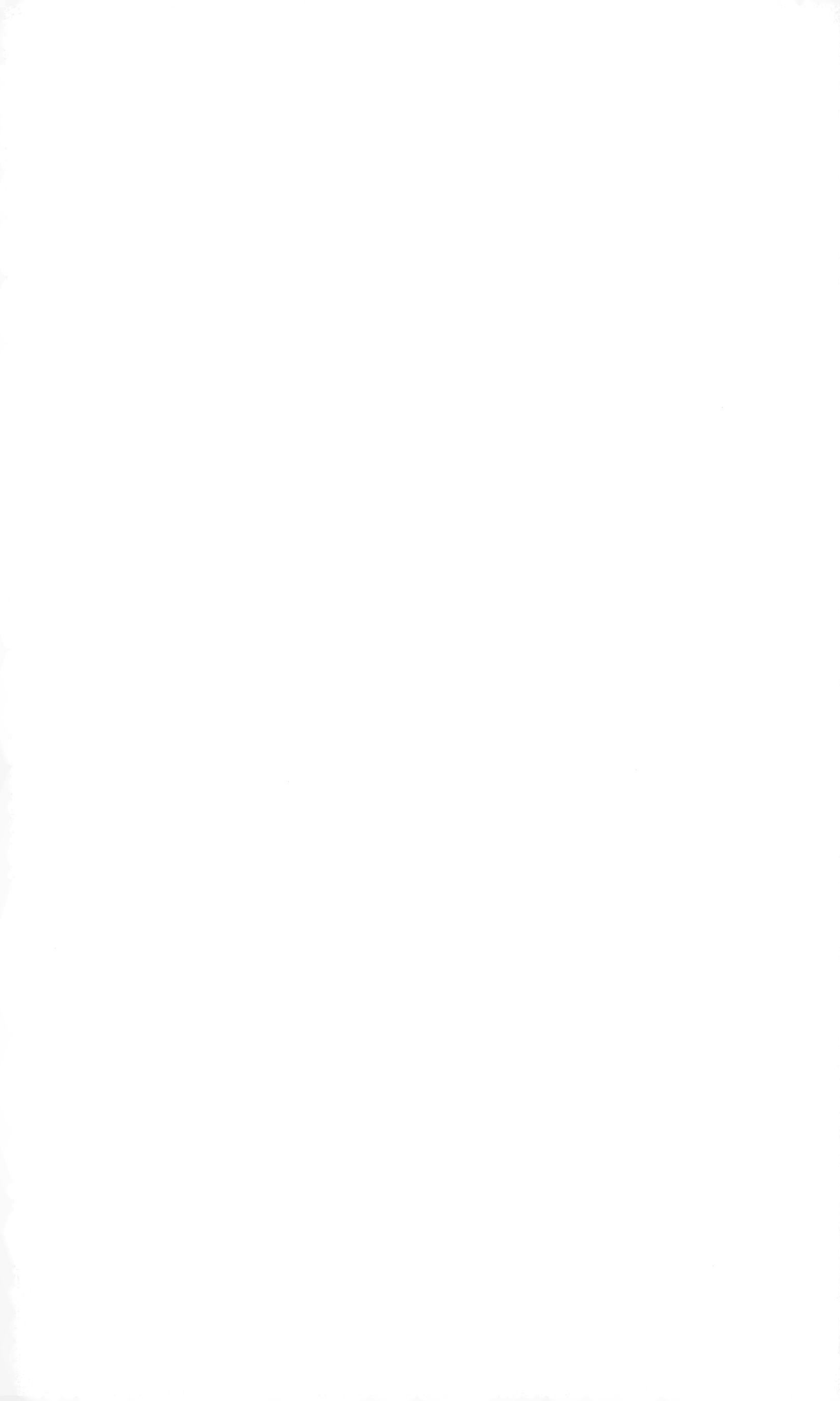

www.ingramcontent.com/pod-product-compliance
Ingram Content Group UK Ltd.
Pitfield, Milton Keynes, MK11 3LW, UK
UKHW020032100726
13658UKWH00003B/1269